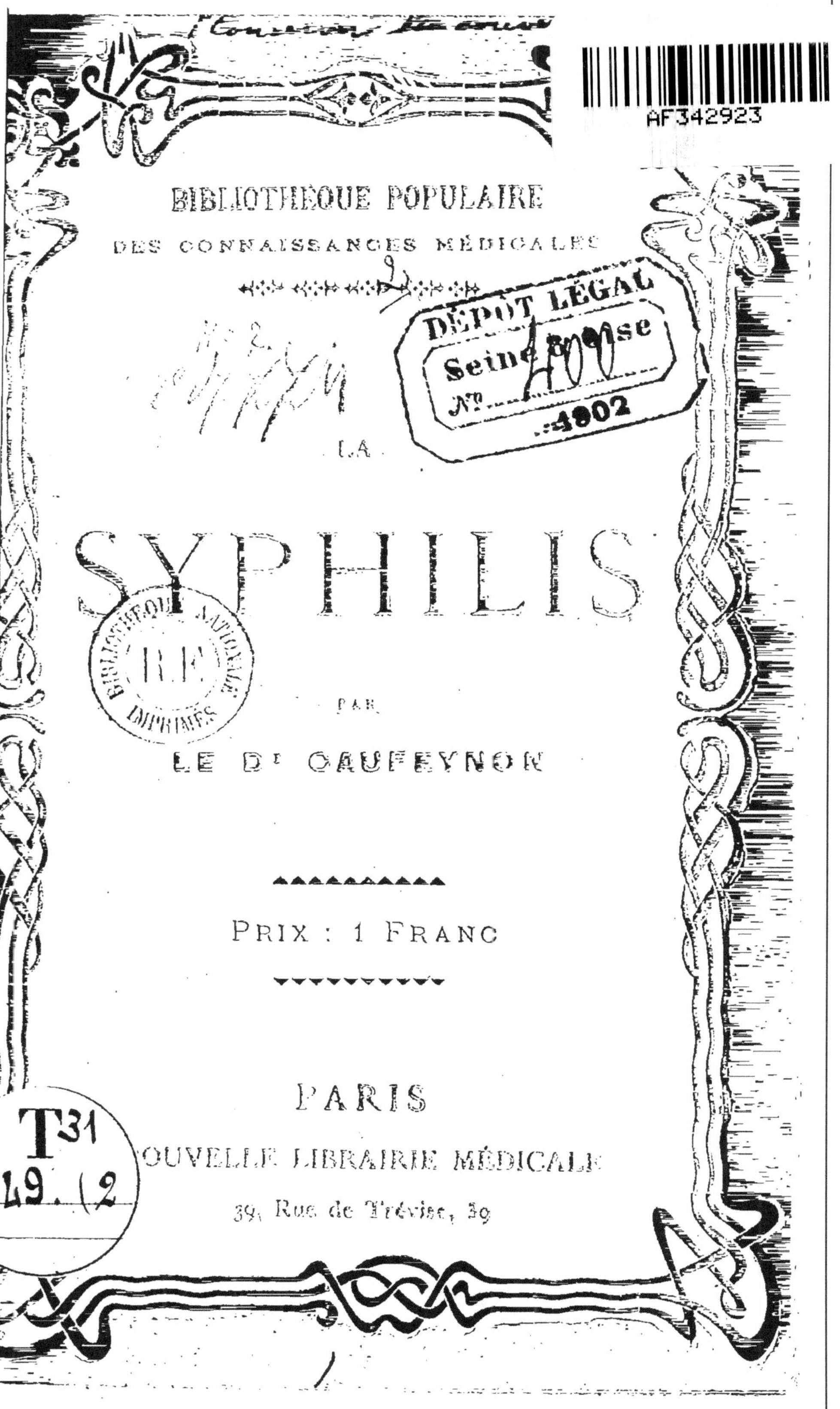

BIBLIOTHÈQUE POPULAIRE

DES CONNAISSANCES MÉDICALES

LA

SYPHILIS

PAR

LE Dr CAUFEYNON

PRIX : 1 FRANC

PARIS

NOUVELLE LIBRAIRIE MÉDICALE

39, Rue de Trévise, 39

LA SYPHILIS

Docteur CAUFEYNON

LA SYPHILIS

Historique
Le virus syphilitique. — Sa transmission
Hérédité. — Traitement
Salubrité publique. — Le chancre mou

PARIS

NOUVELLE LIBRAIRIE MÉDICALE

39, RUE DE TRÉVISE, 39

I

HISTORIQUE

La vérole et les anciens médecins. — La vérole
au moyen âge. — Origine incertaine

L'apparition de la syphilis en Europe, dans les dernières années du xv⁰ siècle, fut un évènement considérable : Qu'était-ce donc que cette maladie, qui frappa d'étonnement et de terreur les nations européennes, au sein desquelles elles se répandit en peu d'années? D'où venait-elle ? Etait-ce un nouveau fléau, sans rapport avec les maladies connues, surgissant pour ainsi dire d'une façon spontanée? Etait-ce une

maladie d'autrefois, observée dans l'anti-
quité et le moyen âge, puis méconnue des
médecins, jusqu'au moment où, sous l'influence de causes complexes, elle augmenta
tout à coup de violence? Dérivait-elle de
quelque mal ancien et n'était-elle pas, par
exemple, qu'une transformation de la lèpre,
qui, au temps de la Renaissance, décrois-
sait en Europe? Ou avait-elle été importée
dans l'ancien monde, et son foyer d'origine
était-il dans les contrées récemment décou-
vertes?

Ces questions, agitées par les contempo-
rains, n'ont pas cessé d'exercer la sagacité
des érudits, et en dépit des documents accu-
mulés par eux, le problème des origines de
la syphilis n'a pas encore reçu de solution
définitive.

Les auteurs qui ont regardé la vérole
comme une maladie nouvelle, ne sont pas

d'accord sur la date à laquelle elle a fait invasion, mais un grand nombre de témoignages nous la montrent presque simultanément dans la plupart des contrées de l'Europe.

Corella fait naître la maladie en Auvergne en 1493, et il ajoute qu'elle s'est répandue de là en Espagne, dans les îles de la Méditerranée, en Italie et dans le monde entier. Dans des écrits postérieurs, il dit que la maladie se manifesta au temps de la prise de Naples par les Français (1495).

Cette dernière croyance semble être très répandue, on la retrouve dans Fracastor et dans Rabelais : J. de Vigo, J. de Catane, font coïncider les origines du mal avec l'arrivée des soldats de Charles VIII devant Rome (1494), ou devant Naples (1495). Thierry de Héry croyait que la syphilis avait pénétré en France avec les troupes qui revenaient d'Italie. Ce fut aussi l'opinion presque générale en Europe, que les troupes qui avaient souffert de la vérole en Italie la répandirent de toutes parts.

En peu d'années on trouve la syphilis dans presque toute l'Europe, signalée par tous les chroniqueurs comme un fléau populaire, frappant toutes les classes de la société.

Elle s'attaque à plus d'un nom illustre, sans épargner, dit un contemporain, « ne couronnes, ne crosses » et frappe les plus puissants monarques du temps : François 1er, Charles-Quint, Henri VIII, Barberousse. Torella voit mourir dans la famille de l'entourage d'Alexandre VI Jean et Alphonse Borgia et l'évêque de Ségovie. Pic et Galeotto de la Mirandole sont parmi les vérolés célèbres, avec Guichardin, Erasme et Ulrich de Hütten.

Un grand nombre de documents permettent d'affirmer que la Blennorrhagie et le chancre simple étaient des affections communes au moyen-âge, mais tout ce qu'on a dit à propos de la syphilis ne peut être considéré comme précis, jusqu'au xvᵉ siècle. A défaut de descriptions exactes, on a cherché, dans des ouvrages étrangers à la médecine, le récit de maladies où l'on a cru reconnaître la vérole.

« L'évêque Jean de Spire contracta, aux parties honteuses, un ulcère, il en fut longtemps malade et mourut en l'an 1104. » (Chronique de Conrad d'Auersperg). « Le roi Vanceslas de Bohême gagna, d'une concubine, un mal qui le fit mourir, lorsque la pourriture s'attaqua aux parties que l'homme a honte de laisser voir ». « Ladislas, roi de Pologne (1414), contracta aux parties génitales une maladie mortelle, par l'effet du poison déposé par une courtisane de Pérouse (Hœsec).

Littré a découvert dans les *Glossulæ* de Gérard de Berry, médecin du XIIIe siècle, un document qui a été cité partout! « La verge, y est-il dit, souffre du coït avec les femmes immondes (menstruées), par l'action d'un sperme corrompu ou d'une humeur vénéneuse retenue dans le col de la matrice. La verge est infectée et parfois altère le corps entier. »

Friedberg cite le cas de la maladie et de la mort de l'évêque de Posen (1382). « Comme il se servait de deux de ses membres pour se livrer sans pudeur à des actes illicites (la fornication et le dérèglement du langage), il fut, dans ces mêmes parties puni par la vengeance divine..... car il fut atteint du mal chancreux et souffrit d'ulcérations de la langue et de la gorge, à ce point qu'avant sa mort il pouvait à peine avaler ses boissons et fermer la bouche ».

De ceci il résulte qu'il est *très vraisemblable*, mais qu'il n'est pas *rigoureusement exact*, que la syphilis existait en Europe au moyen âge.

D'après Haller, l'Afrique aurait été le foyer primitif d'où la syphilis se serait étendue en Europe. D'autres pensent qu'elle serait venue d'Amérique ; « l'origine épidémique, dit Rollet, est la moins probable, l'origine exotique est, au contraire, beaucoup mieux dans la nature des choses ; elle ne suppose aucune transformation dans une maladie dont le type ne paraît pas s'être altéré... Elle est conforme à ce que nous enseigne l'expérience, touchant les maladies contagieuses de certaines localités, qu'on vît toujours passer de leurs lieux d'origine dans des contrées plus ou moins éloignées, à la faveur des échanges établis entre les populations de ces divers pays. »

C'est Oviedo qui fut envoyé, en 1514, comme gouverneur aux Indes occidentales et qui adressa à Charles-Quint le rapport dans lequel il est dit que la syphilis a été importée d'Hispaniola en Espagne par les compagnons de Colomb. Mais d'autres prétendent au contraire que la maladie fut importée de l'Espagne aux Indes.

Ricord tient pour certain que c'est une invention d'Oviedo.

Pour conclure, il est évident que les réserves qu'il faut faire sur un grand nombre de documents sont d'un jugement délicat, et qu'en somme les origines de la syphilis resteront toujours obscures.

II

DESCRIPTION

Symptômes
Le chancre infectant. — Les roséoles
Les plaques muqueuses
Accidents consécutifs

II

DESCRIPTION

Lorsqu'après plusieurs semaines de continence à des rapports sexuels avec une
femme syphilitique, un homme bien constitué s'aperçoit qu'il possède dans le replis
du prépuce ou sur la couronne du gland
une tache rouge, qui grandit tous les jours,
en même temps que sa surface devient érosive et que sa base perd sa souplesse et s'in-
dure graduellement, il peut être certain

qu'il a la vérole, ou du moins l'accident primitif ou le chancre syphilitique.

La santé générale, d'abord inaltérée, se trouble. Deux mois après le coït impur, le syphilitique commence à pâlir ; il perd ses forces, se plaint de palpitations et de phénomènes dyspeptiques, il ressent une lassitude générale, souvent même de vives douleurs dans les membres. A ces désordres fonctionnels s'ajoute quelquefois un mouvement fébrile de médiocre intensité.

C'est au milieu de ces accidents généraux, qui marquent la prise de possession de l'économie tout entière par la syphilis, que se montre une éruption généralisée, d'une teinte rose cuivrée, la *roséole*. Elle persiste pendant plusieurs semaines et s'accompagne le plus habituellement de manifestations éruptives sur les muqueuses de la gorge, de l'anus et des organes génitaux. Les cheveux tombent.

Il est rare que la roséole reste, avec les éruptions des muqueuses, la seule manifestation de la période virulente de la syphilis; le plus souvent, une ou plusieurs poussées éruptives, séparées les unes des autres par des intervalles de temps variables, lui succèdent. Ces nouvelles éruptions ont un caractère plus sérieux, elles sont constituées par des lésions plus profondes et plus tenaces, elles tendent à se grouper, au lieu d'être tout à fait généralisées. Les muqueuses ne sont pas plus épargnées qu'au début de leurs lésions variées, souvent confondues, sous la dénomination de *plaques muqueuses*, tendent à se reproduire, dans les points surtout où agissent les causes d'irritation locale.

On voit ces accidents se répéter avec des

intermittences parfois considérables, pendant quinze ou dix-huit mois, souvent même pendant deux ou trois ans.

Après la troisième année qui suit l'infection, l'on n'observe plus en général d'affections cutanées, et l'on ne voit plus se reproduire sur les muqueuses les érosions superficielles, dont les produits virulents ont constitué, jusque-là, un danger de contagion.

La période virulente de la maladie est terminée, bien que le syphilitique puisse encore procréer des enfants infectés, chez qui la syphilis se montrera sous une forme éminemment virulente.

Si le mal n'est pas complètement guéri ou n'a pas complètement épuisé son action, chose que rien absolument ne peut indiquer, il entre alors dans une phase nouvelle, qui manque souvent et qui ne paraît obéir à aucune loi déterminée. Ce sont les accidents tertiaires. Ils diffèrent de ceux qui les ont précédés par un ensemble de caractères très importants. Tout d'abord ils n'ont qu'un rôle éventuel dans l'évolution générale de la maladie ; il n'y a pas de syphilis inoculée sans chancre ; il n'y a pas de syphilis sans phénomènes généraux d'infection, mais un grand nombre de syphilitiques échappent aux manifestations tertiaires.

La période d'infection virulente a une évolution réglée ; la période tertiaire, au contraire, semble n'obéir à aucune règle : ses manifestations se produisent à une date quelconque et, hâtives chez quelques sujets, elles tardent, chez d'autres, à se produire pendant un quart de siècle et plus encore. Tandis que certains systèmes organiques sont, à peu près, constamment et presque seuls intéressés dans la période virulente, la syphilis tertiaire porte partout ses coups, sans qu'on puisse prévoir quelles parties seront atteintes ou respectées par elle.

Les affections secondaires ont une durée courte et se terminent par résolution, sans laisser de traces. Les affections tertiaires durent longtemps ; elles altèrent profondémment la structure des parties qu'elles envahissent, et laissent comme vestiges des mutilations ou des cicatrices indélébiles.

Les désordres généraux de la nutrition apparaissent toujours à la suite des accidents tertiaires de longue durée et constituent la *cachexie syphilitique* ; ils surviennent plus rapidement dans le cours des maladies du foie, des reins ou des poumons.

Les ulcérations destructives de la peau et des muqueuses, la carie des os, les gommes du tissu cellulaire, sont les plus caractéristiques parmi les maladies syphilitiques

tertiaires. Le nez s'ulcère, ainsi que l'intérieur de la bouche.

Les causes individuelles des accidents
tertiaires ont une très grande importance.
Toutes les conditions qui diminuent la résis-
tance de l'organisme favorisent le passage
à l'état tertiaire. On peut signaler la fai-
blesse de la constitution, l'anémie, la
scrofule, la mauvaise hygiène, l'alimentation insuffisante, le chagrin, les inquiétudes,
les excès de fatigue, l'alcoolisme, les excès,
l'âge avancé, etc. Fournier dit : « que la
véritable, la grande cause de la vérole tertiaire, celle qu'on ne doit jamais perdre de
vue, c'est l'absence ou l'insuffisance du traitement dans la première période. Une vérole négligée, abandonnée à elle-même,
a toute chance d'aboutir à la période tertiaire. L'expectative appliquée à la vérole
est véritablement désastreuse en laissant

la porte ouverte à la syphilis tertiaire. »

On peut appeler précoces les accidents tertiaires qui surviennent après la 4ᵉ année, et tardifs ceux qui se montrent seulement après dix, quinze et plus. Parmi les maladies tertiaires précoces, celles du cerveau sont, par leur gravité, les plus importantes, elles peuvent éclater dès les premiers mois, en même temps que les symptômes d'infection. Aux extrêmes limites de la durée de la syphilis, on voit des phénomènes tertiaires se montrer 50 et 55 ans après l'infection.

III

LE VIRUS SYPHILITIQUE

Contagion et inoculation
Caractère virulent des accidents secondaires
Différence entre le chancre simple
et le chancre syphilitique

III

LE VIRUS SYPHILITIQUE

Contagion et inoculation. — Caractère virulent des accidents secondaires. — Différence entre le chancre simple et le chancre syphilitique.

La maladie se transmet de deux façons : par contagion ou inoculation, par hérédité. Il est très probable, sinon certain, qu'elle peut avoir aussi pour cause une sorte d'imprégnation de l'organisme dans le cas particulier où une femme, n'ayant eu aucune infection syphilitique, la reçoit d'un enfant qu'elle porte dans son sein et dont le père est syphilitique.

Un fait digne de remarque, c'est que le caractère contagieux de la syphilis n'a jamais été mis en doute. La maladie fut attribuée à une disposition épidémique. On se refusait cependant à croire à la contagion, dans quelques cas où elle paraissait impossible et où l'on n'eut pu l'admettre sans porter atteinte à la considération due à certaines personnes. L'interprétation d'un certain nombre de faits obscurs fut bientôt donnée lorsqu'on eut établi que la contagion n'est pas toujours immédiate et qu'elle peut se faire par l'intermédiaire de linge, de vêtements ou d'instruments souillés au contact de sujets syphilitiques, lorsqu'on eut bien connu la transmission qui se peut exercer entre nourrices et nourrissons.

Quant à l'élément contagieux lui-même, c'était, dans l'opinion de plusieurs, une humeur corrompue, ou la semence altérée

dans les voies génitales de la femme. Para-
celse attribue la contagion ou la transmission héréditaire à un miasme vénérien,
qu'il regarde comme le principe même de
la maladie. Avec Fernel, la notion d'un
virus, comparable à celui de la rage, entre
dans la science et, en dépit des hypothèses
de quelques-uns, qui en faisaient une humeur malsaine, elle nous a été transmise
par Boerhave, Hunter et Ricord.

Si l'on pose la question pour savoir quels
sont les éléments ou quelles humeurs ser-
vent de véhicule au virus, on peut y ré-
pondre aujourd'hui d'une façon certaine.

Il est démontré que le principe virulent
est contenu dans le liquide et dans les débris des tissus provenant du chancre syphilitique, ou de certains éléments éruptifs
superficiels, et surtout dans les érosions
superficielles des muqueuses (plaques mu-

queuses) et dans le sang. Le sperme est un agent de la transmission héréditaire de la syphilis.

La virulence du chancre syphilitique a été établie par la méthode de confrontation. Bassereau, en 1852, démontre que dans tous les cas où il est possible d'examiner comparativement un malade atteint de chancre avec accidents constitutionnels et la personne par qui il a été contaminé, on trouve constamment que celle-ci a été atteinte de chancre avec accidents constitutionnels. Sept fois il put s'assurer que l'accident qui avait produit la contagion était un chancre syphilitique. Fournier est arrivé à réunir 72 observations dans lesquelles on voit que « le chancre induré a toujours donné naissance à un chancre de même nature et toujours, dans ces conditions, la vérole a succédé au chancre de part et d'autre. »

Une autre méthode a donné des résultats
non moins décisifs, c'est l'inoculation pratiquée sur des sujets non syphilitiques.
Dans 13 expériences, la syphilis a été déterminée par l'inoculation des produits re-
cueillis à la surface des chancres syphilitiques.

Hunter avait reconnu que le chancre peut
être inoculé avec succès sur le sujet qui en
est atteint, mais qu'avec les accidents plus
tardifs de la syphilis, l'inoculation est toujours négative; il en avait conclu que le
chancre seul est contagieux. Ricord avait,
pour les mêmes raisons, adopté la même
opinion : « Le chancre est contagieux, di-
sait-il, je vais l'inoculer au malade, et, dans
les 48 heures, j'aurai la pustule caractéris-
tique; l'accident secondaire n'est pas contagieux, car, avec lui, le résultat de l'inoculation va être négatif. » Il y avait là une

source d'erreurs déplorables. Hunter s'était trompé et Ricord se trompait après lui, en prenant une maladie pour une autre et en confondant le chancre simple avec la syphilis. Rollet a dit en effet : « La doctrine de la contagion exclusive de l'accident syphilitique primitif repose, avant tout et par-dessus tout, sur le principe faux de l'unité du chancre, et pour en trouver le défaut essentiel, il a fallu, de toute nécessité, passer par la série entière des travaux et des expériences qui ont abouti au principe de la dualité. »

Le caractère virulent des accidents secondaires a été démontré par la clinique et par l'expérimentation. En 1844, Colles avait reconnu qu'une affection syphylitique secondaire peut donner lieu, par contagion, à un accident primitif. Auzias, en 1855, disait : « Plusieurs cas de vérole, attribués à des prétendus chancres infectants, doivent être rapportés à la contagion directe du produit des accidents secondaires. »

Un fait, observé par Langlebert en 1854 et communiqué en 1856, vint donner une démonstration frappante de la virulence des plaques muqueuse et montrer combien était trompeuse la sécurité qu'autorisait la doctrine de Hunter. Une femme syphilitique depuis un an environ, et présentant des plaques muqueuses vulvaires, reçoit de Langlebert l'assurance qu'elle ne peut communiquer son mal ; forte de ce témoignage autorisé, elle a des rapports avec un jeune homme qui, trois semaines plus tard, vient se montrer au spécialiste, avec un chancre du prépuce, premier accident de la syphilis qu'il avait contractée avec la malade aux plaques muqueuses.

La confrontation faite par Langlebert et

par Fournier ne laissèrent bientôt plus de doute, et Ricord se rendit à l'évidence et reconnut publiquement son erreur (31 mai 1859). Rollet a étudié spécialement ce mode de virulence. Il prenait la syphilis secondaire à son foyer le plus actif, c'est-à-dire à la bouche, et montrait comment les lésions buccales du nouveau-né syphilitique par hérédité (lequel n'a pas de chancre), déterminent sur le mamelon de la nourrice saine un chancre induré, auquel succède la série des manifestations de la vérole. Il empruntait d'autres exemples chez les adultes, citait un grand nombre d'observations authentiques de chancre de la bouche, des lèvres, de langue, dérivant de lésions buccales secondaires, et fournissait ainsi l'interprétation exacte de certains cas de contagion, qu'avant lui on attribuait à la débauche, en dépit des dénégations des malades.

La syphilis et le *chancre simple* sont deux maladies tout à fait distinctes.

La syphilis dérive de la syphilis et se reproduit dans son espèce ; elle ne dérive jamais du chancre simple et ne le reproduit jamais.

En résumé, comme l'a démontré Bassereau en 1852, il est établi :

1° Que le *chancre simple* reproduit par contagion le chancre simple, qui apparaît sans incubation et peut être inoculé presque indéfiniment sur le malade même, ou sur toute autre personne syphilitique ou non ;

2° Que le *chancre induré* reproduit par contagion le chancre induré, qui apparaît seulement après une incubation prolongée, et qui ne peut être inoculé ni sur le malade lui-même, ni sur aucun autre sujet syphilitique.

IV

MODE DE CONTAGION

Immunité des vérolés. — Causes de contagion
Baisers infectants
Infection par le mamelon
La vaccination et la vérole

IV

MODE DE CONTAGION

Immunité des vérolés. — Causes de contagion. —
Baisers infectants. — Infection par le mamelon.
— La vaccination et la vérole.

La plus petite solution de continuité peut
donner accès à la contagion, aucune observation n'autorise à croire qu'une humeur
virulente, déposée sur un point parfaitement sain des téguments, puisse y déterminer, par son contact irritant, une inflammation ulcéreuse et s'ouvrir ainsi des voies
d'absorption.

Toutes les solutions de continuité peuvent

donner occasion à la contagion, à citer seulement les petites déchirures qui se produisent aux organes génitaux dans le coït, les gerçures ou les excoriations accidentelles des doigts, des lèvres ou du mamelon, les coupures du rasoir, les érosions de la muqueuse génitale dans les diverses formes de balanite ou de vaginite, les ulcérations de l'herpès, etc.

Les lésions spécifiques, au contact desquelles s'opère le plus souvent la contamination, sont les plaques muqueuses, qui ont leur siège au niveau des orifices naturels; leur surface ulcérée, érosive, est sans cesse recouverte de débris de tissus imprégnés de virus, ou laisse, à la moindre irritation, suinter une humeur virulente. L'accident primitif n'est pas moins dangereux, mais il est le plus souvent unique et n'a pas une durée bien longue, comparée à celle des

plaques muqueuses, qui sont, presque toujours, nombreuses, tenaces et récidivantes.

Les contacts prolongés et multipliés
favorisent la pénétration du virus, et les
frottements capables de produire les érail-
lures de l'épiderme ou l'échauffement des
parties, jouent aussi le rôle de condition
adjuvante, en rendant les contacts plus in-
times; mais ce n'est qu'un élément d'importance secondaire; l'inoculation avec la
lancette, dont l'effet est fatal, prouve bien
que l'état des parties sur lesquelles agit le
virus est tout à fait indifférent.

Une condition sans laquelle la contagion
ne peut avoir lieu est la *réceptivité* du
sujet soumis à l'action du virus. Elle ne
fait absolument défaut que chez les syphilitiques; la vérole est, en effet, parmi les
-maladies infectieuses virulentes, une de
celles qui présentent au plus haut degré la

propriété d'assurer *l'immunité* à ceux qu'elle a frappés.

L'immunité acquise à la suite d'une première atteinte de syphilis est un fait incontestable, que l'observation démontre. Pendant la durée des manifestations secondaires, l'inoculation est négative comme dans la première période.

Les conditions nécessaires pour que la contagion se produise peuvent se trouver réunies de deux manières : le plus fréquemment il y a des rapports directs entre celui qui transmet et celui qui subit la contamination, et une surface chargée de produits virulents est mise en contact avec une partie susceptible de laisser pénétrer le virus, c'est la *contagion immédiate*, dont le mode le plus ordinaire est la *contagion vénérienne*. Dans d'autres circonstances, la matière virulente est transportée, par l'intermédiaire d'une tierce personne ou d'un objet quelconque, et passe ainsi d'un sujet syphilitique à celui qui est contaminé, sans qu'il y ait eu de rapprochement direct entre l'un et l'autre ; la contagion est alors *médiate*.

La cause la plus commune de la syphilis se trouve dans le commerce sexuel. La vérole est, au premier chef, une maladie vénérienne : Bethencourt a dit, en parlant de la vérole : « Si l'on a égard aux causes, ainsi qu'à mon sens il convient, on la dira à bon droit fille de Vénus ». Pour cette raison, l'accident primitif, le chancre induré, s'observe surtout aux parties génitales.

Il va sans dire que les formes anormales du commerce sexuel, inventées par la luxure ou par l'instinct génésique dépravé, peuvent devenir aussi l'origine de la vérole. Il en est de même des attentats à la pudeur et, dans les grands centres, un certain nombre d'enfants et surtout de petites filles, sont chaque année maléficiés à la suite de sévices inspirés par des passions immondes ou par un grossier préjugé, qui fait croire aux syphilitiques qu'ils se délivreront de leur mal en le donnant à un être vierge.

Les contacts de bouche à bouche, dans les caresses de l'amour ou de la plus innocente tendresse, sont des occasions fréquentes de contagion ; la bouche est un foyer actif de la vérole et le danger est d'autant plus grand qu'il est très souvent méconnu, les lésions virulentes peuvent être longtemps inaperçues. Le mal peut ainsi s'étendre à un grand nombre de personnes. Lorsque l'usage des baisers, comme forme de salut, était presque général, il contribuait pour une large part à la diffusion de la

vérole ; le même péril menace encore les
enfants, moins protégés contre une coutume
trop répandue, et ces innocentes créatures
peuvent à leur tour devenir les propaga-
teurs du mal. « Une jeune fillette reçoit,
avec un baiser, la syphilis, qui débute par
un chancre à la lèvre, le mal passe pour
être une gerçure vulgaire et insignifiante,
et n'en devient pas moins une source de
contagion ; c'est d'abord la petite sœur, qui
prend un chancre à la bouche, puis la mère
et deux autres enfants qui sont infectés ».
Dans un couvent de Sorrente, d'après Musi-
tanus, plusieurs religieuses prirent la vérole, pour avoir embrassé un enfant que
soignait une femme syphilitique. Combien
de fois la syphilis n'a-t-elle pas été intro-
duite dans d'honorables familles par des
servantes, qui ne ménageaient pas leurs
dangereuses caresses aux enfants confiés à

leurs soins? Ce n'est pas seulement aux lèvres que le baiser porte contagion, mais à
divers points de la face, aux paupières, et
plus fréquemment encore à la langue et
jusqu'à la gorge, où la salive mêlée d'humeurs virulentes peut être attirée par la
succion ou portée par des mouvements de
déglutition.

L'allaitement a été toujours considéré
comme une des circonstances les plus favo-
rables à la contagion. Dans un fait célèbre
que rapporte Lusitanus, un nouveau-né
syphilitique communiqua la vérole à sa
nourrice et, le mal se propageant à l'entour,
neuf personnes furent infectées. Thierry de
Héry et A. Paré, indiquent cette diffusion
du mal dans le cas d'une nourrice malsaine
qui infecte le nouveau-né qui lui a été
confié. — « Icelle nourrice avoit la vérole,
et la bailla à l'enfant, et l'enfant à la mère,

et le mary à deux autres petits enfants qu'il faisoit ordinairement boire et manger, et souvent coucher avecque luy, non ayant cognoissance qu'il fut entaché de cette maladie. »

C'est par le contact de lésions virulentes et non par l'ingestion du lait que le nouveau né est infecté. La contamination est presque fatale dans tous les cas où la femme qui allaite a un chancre ou quelque érosion spécifique du mamelon.

Fournier cite les deux observations suivantes :

« Une nourrice vérolée entre dans un jeune ménage et donne la syphilis à l'enfant qui lui est confié; l'enfant, dont le mal est d'abord méconnu, transmet la contagion : 1° à sa mère; 2° à sa grand'mère; 3° et 4° à deux bonnes, vierges toutes deux et irréprochables; 5° enfin, quelques mois plus tard, la jeune mère infecte son mari. »

« Dans le second cas, c'est un nourrisson vérolé qui ouvre la série; la nourrice, infectée, a une irritis et perd l'œil, elle contamine son mari et son enfant, qui meurt; un deuxième enfant naît avec la syphilis et meurt également... »

Quelques faits bien observés et en particulier la petite épidémie de Condé, qui a été étudiée par Bourgogne en 1825, ont fait connaître un mode de contagion qui n'est pas sans quelque analogie avec la syphilis des nourrices, nous voulons parler de la transmission du mal par la *succion du mamelon*, comme elle est quelquefois pratiquée sur les nouvelles accouchées pour former le bout des seins ou dégorger la glande. Une matrone, qui prêtait ainsi son ministère aux femmes en couche de Condé, en contamina douze ou quinze; plusieurs nouveau-nés, et, après eux, des nourrices et d'autres enfants, furent infectés dans la suite.

Les petites plaies ou les excoriations de la main et surtout des doigts peuvent être infectées par le virus, au contact des lésions syphilitiques. Le toucher vaginal en est l'occasion la plus commune. On sait que ce fut une sage-femme qui donna origine à la petite épidémie connue sous le nom de sainte Euphémie; le même fait s'est produit à Bive, en 1874 : une accoucheuse infecta plusieurs de ses clientes.

Chez plusieurs femmes, la syphilis a débuté par un chancre de l'avant-bras, qu'elles ont contracté en portant des enfants dont les membres ou les parties génitales étaient couverts de plaques muqueuses.

Les circonstances dans lesquelles la contagion *médiate* peut se produire sont si nombreuses qu'on ne saurait prétendre les énumérer toutes. Ce mode de transmission contribue, pour une grande part, à la diffusion de la syphilis au milieu de populations qui vivent absolument étrangères aux lois de l'hygiène et que rien ne met en garde contre les dangers de la vie en commun.

Deux expériences de Cullerier ont démontré que le pus du chancre simple, déposé dans les voies génitales de la femme, peut y séjourner impunément pour celle-ci et communiquer cependant ses propriétés virulentes aux humeurs vaginales. Il en est de même pour la syphilis. Dans un cas rapporté par Ricord, c'est l'homme qui fut l'intermédiaire, dans ce transport de virus, et qui, sans être infecté lui-même, transmit la syphilis d'une ancienne maîtresse à sa jeune femme; il avait le gland recouvert par un prépuce très long et il était passé, sans prendre aucune précaution, du lit de l'adultère dans la couche conjugale.

La communauté d'objets usuels est une cause très importante de contagion. Tous les objets qui passent de bouche en bouche peuvent transmettre la syphilis. Dans bien des cas c'est une cuiller qui a été l'instrument de la contagion. Une fois c'est une dame qui a l'habitude de goûter après sa cuisinière, et avec la même cuiller qu'elle, les mets que celle-ci préparait. Bien plus souvent, c'est une garde ou une aïeule, qui, en prenant soin d'un petit syphilitique « à cet âge où l'on ne fait manger les enfants qu'en mangeant plus ou moins avec eux », ont contracté des chancres des lèvres et de la gorge.

Il faut citer les bouteilles, les pipes, les cigares, certains jouets d'enfants, la brosse à dent, des instruments de musiques, etc.

Le rasoir du barbier peut transmettre la contagion d'un sujet à un autre, mais le plus souvent, les coupures qu'il fait favorisent seulement la contagion, qui se produit ensuite dans un contact impur.

Il est enfin une opération de pratique journalière qui a, plusieurs fois, contribué à la diffusion de la syphilis; c'est la *vaccination*. La syphilis vaccinale n'est plus mise en doute aujourd'hui. Bien qu'il paraisse que le virus syphilitique soit contenu uniquement dans le sang et non dans le liquide des pustules, il est plus sage de n'accepter pour vaccinifères que les enfants âgés d'au moins deux ou trois mois, et qui sont, ainsi que leur mère, exempts de toute trace de syphilis.

V

HÉRÉDITÉ

L'hérédité des parents
L'enfant infecté par conception
Infection de la mère par l'enfant

V

HÉRÉDITÉ

L'hérédité des parents. — L'enfant infecté par conception. — Infection de la mère par l'enfant

L'observation démontre d'une façon certaine qu'un grand nombre d'enfants naissent syphilitiques. La transmission héréditaire de la vérole était connue dès le vxie siècle. Fallope indique assez, par les termes mêmes dont il se sert, qu'il a vu des nouveau-nés maléficiés par la vérole et qu'il n'exprime pas seulement une opinion théorique : « Vous verrez, dit-il, les petits enfants qui naissent d'une femme infectée porter la peine des péchés

de leurs parents ; ils ont l'air d'être à moi-
tié cuits. »

La syphilis congénitale a très souvent
pour origine première la syphilis du père,
la mère ayant été contaminée en même temps
qu'elle a conçu : mais ces faits ne prouvent
pas que le germe ait été infecté en même
temps que fécondé par le père, et que, pour
affirmer l'hérédité parternelle, il faut que
la mère échappe elle-même à l'infection.

Il n'est pas rare de voir une femme unie
à un sujet vérolé rester saine en apparence
et donner le jour à un enfant syphilitique,
mais ces faits sont néanmoins d'une délica-
tesse extrême à interpréter. Ainsi Fournier a
dit que : « Etant donnés un père syphilitique et une mère saine, il y a toute chance
pour que l'enfant issu de ce couple naisse
exempt de syphilis. » D'autres croient à la
transmission par le père seul, le plus sou-

vent. Kassowitz a observé que sur un ensemble de 76 faits, il a trouvé le père seul malade 43 fois, la mère seule était syphilitique dans 10 cas seulement, enfin les deux parents étaient infectés dans 23 cas. La prédominance de l'influence paternelle s'expliquerait par une raison toute simple, il y a beaucoup plus d'hommes que de femmes syphilitiques, et dans les couples qui forment des unions fécondes, en particulier, le nombre des femmes qui sont infectées avant de devenir mères est très peu considérable. Il arrive au contraire assez fréquemment que des hommes qui ont autrefois contracté la syphilis, mais qui n'en présentent plus aucun symptôme depuis un temps plus ou moins long, se marient et transmettent alors héréditairement à une série d'enfants un mal qui a cessé d'être contagieux pour leurs femmes. Vidal a rapporté le témoignage de trois médecins qui, se croyant guéris d'une vérole ancienne, se sont mariés et ont procréé des enfants syphilitiques, sans que leurs femmes, observées avec toute la compétence et toute l'attention possible, eussent jamais présenté d'accidents spécifiques.

Quelques faits semblent prouver que l'enfant peut échapper à la transmission héréditaire, quand le père est encore à la période des manifestations virulentes, si la mère est restée indemne. Des observations mentionnent des récidives d'accidents secondaires survenant chez les syphilitiques après la naissance d'enfants exempts de toute tare héréditaire.

Le Dr Mireur rapporte que : « Un homme se marie au quatrième mois de la vérole ; sa femme échappe à la contagion et met au monde un enfant parfaitement sain ; deux ans plus tard, le père a une érosion virulente à la lèvre et donne par contagion la vérole à son fils ; le chancre buccal, qui fut le début de cette vérole, démontre que l'enfant avait complètement échappé à l'hérédité morbide.

On a prétendu que la femme pouvait mettre au monde un enfant vérolé et être épargnée. Or cette intégrité de la santé est-elle absolue ou seulement apparente ? Tout démontre que l'organisme subit une modification importante toutes les fois qu'une femme indemne, jusque-là, de syphilis, porte dans son sein un enfant infecté. Quel que soit, d'ailleurs, l'état apparent de la mère, elle est désormais à l'abri de la contagion, ce qui ne peut s'expliquer sinon en admettant qu'elle a subi, d'une certaine manière, l'action du virus syphilitique. Cette immunité acquise, tout à fait semblable à celle dont

jouissent les sujets qui ont contracté la vérole par contagion, se manifeste surtout par
un fait considérable qui a été bien mis en
lumière par Colles : « Un nouveau-né, affecté
de syphilis héréditaire, peut être impunément allaité par sa mère, sans qu'on voit
jamais survenir d'ulcérations syphilitiques
du mamelon, alors même que l'enfant a des
lésions virulentes aux lèvres, et qu'il est
capable d'infecter une nourrice étrangère.

La femme peut être infectée par le fœtus.
Quand les accidents secondaires apparaissent au début de la grossesse, vers la
dixième semaine, on peut constater le fait
par cela même, surtout lorsque le père n'a
pas dépassé la période de manifestations
virulentes. Il est possible, en pareilles circonstances, que la mère soit devenue syphilitique par contagion, dans le temps même
où elle a conçu et que l'accident primitif

ait été méconnu. Quand, au contraire, le père est parvenu à une période avancée de la vérole, à la septième ou à la onzième année, par exemple, l'hypothèse de la contagion directe n'est plus acceptable ; si donc la mère est infectée à la suite de la conception, il faut bien reconnaître qu'elle l'a été par l'intermédiaire du fœtus et que, par conséquent, la syphilis du fœtus dérivait directement de celle du père.

Ainsi, le résumé de ce qui précède serait :

1° Que, dans la majorité des cas, la femme qui est fécondée par un sujet syphilitique contracte aussi de lui la syphilis, par contagion, de sorte que l'infection du fœtus provient des deux parents ;

2° Que la mère, échappant à la contagion, peut être infectée secondairement, par suite des rapports qui s'établissent entre elle et le fœtus.

Lorsqu'une femme saine devient grosse et porte dans son sein un fœtus infecté par hérédité paternelle, elle subit en quelque sorte le contre-coup de cette infection de l'enfant et devient elle-même syphilitique. L'origine de cette syphilis par conception n'a rien de commun avec la contagion, c'est une infection graduelle de l'organisme maternel, qui participe à l'adultération du sang du fœtus.

La syphilis acquise est seule transmissible par hérédité, il ne semble pas que jamais l'infection héréditaire puisse atteindre, sans contagion nouvelle, deux générations successives. On a publié diverses observations prouvant le contraire, mais les faits reposent sur une série de signes qui n'autorisent que des présomptions.

VI

FORMES ET DEGRÉS DE LA SYPHILIS

La vérole légère
La syphilis commune, galopante, maligne
chronique
Influence de l'âge et des maladies
La vérole mortelle

VI

FORMES ET DEGRÉS DE LA SYPHILIS

La vérole légère. — La syphilis commune, galopante, maligne, chronique. — Influence de l'âge et des maladies. — La vérole mortelle.

Une affection qui, parfois, dure autant que la vie, et qui procède par une série d'attaques successives, peut se montrer, suivant le temps où on la considère ou légère ou menaçante, et suivre une marche tantôt lente, tantôt précipitée. Aussi, lorsqu'on parle de véroles légères ou graves, malignes ou galopantes, a-t-on en vue une phase de la maladie, et surtout la période virulente, plutôt que la maladie toute entière.

Il est des véroles simples, faibles, qui commencent par un chancre insignifiant, et s'éteignent sans retour, après quelques manifestations légères; il y a des véroles graves, dans leur début, qui restent telles jusqu'à la fin, qui affectent profondément l'organisme, empoisonnent toute la vie et en abrègent la durée. Mais la syphilis qui a eu les-commencements les plus bénins peut, après quelques années, se traduire par une maladie cérébrale, qui conduit à la mort ou à la déchéance la plus complète; et la syphilis maligne, qui a paru menacer la vie jusque dans son principe, peut guérir et n'avoir jamais de réveils.

La syphilis commune peut être ou progressive ou décroissante, mais sa marche est régulière, sans événements inattendus ou menaçants, la santé générale, troublée souvent d'une manière sérieuse, s'amende peu à peu, la syphilis tertiaire peut survenir, puis le malade guérit d'une manière définitive.

La syphilis grave suit une marche aiguë, quelquefois même elle est *galopante* et devient *maligne*, ou bien elle a la marche lente d'une maladie *chronique*. La syphilis grave présente ce caractère dès le début. L'atteinte portée à l'organisme se traduit alors par l'extrême prostration des forces et le trouble profond de la nutrition. Quand à ces désordres se joint une fièvre de quelque intensité, l'état du malade peut être comparé à celui qui s'observe dans la première quinzaine d'une fièvre typhoïde, mais ces phénomènes inquiétants n'ont le plus souvent qu'une durée peu considérable.

La syphilis galopante est remarquable

par l'invasion prématurée d'accidents, qui ne se montre en général qu'à une époque tardive. La dépression des forces, la fièvre, donnent souvent aux cas de ce genre un caractère de malignité; elle est marquée surtout par des accidents locaux, des répétitions presque incessantes d'éruption de mauvais caractère, sans qu'il y ait en même temps une altération profonde de la santé générale.

La syphilis maligne se manifeste parfois dès le principe, et le chancre tend à devenir gangréneux. Dans un fait cité par Ricord et par Fournier, la mort survint avant l'invasion des accidents secondaires.

Les symptômes d'infection ont une grande gravité; les maux de tête violents, avec les douleurs des membres, contribuent à priver les malades de sommeil. L'amaigrissement est rapide, le teint pâlit et les traits s'altèrent. Les éruptions variées sont humides, suppurantes et souvent ulcéreuses ; elles sont généralisées, mais prédominent généralement à la face, au cuir chevelu et aux membres inférieurs ; elles se font par poussées successives et quelquefois presque sans interruption.

L'influence de l'âge a une certaine importance dans la syphilis ; dans le jeune âge, elle n'a pas toujours une grande gravité. Dans un âge avancé et surtout dans la vieillesse, la maladie est souvent grave.

Le sexe n'est pas sans influence sur la marche de la vérole ; c'est chez la femme qu'on observe le plus souvent, à un haut degré, l'anémie et la dénutrition de la période infectieuse. Chez elle aussi le système nerveux réagit par l'explosion de symptômes hystériformes. La grossese provoque des manifestations syphilitiques et leur donne souvent une gravité et une ténacité inaccoutumées. Le chancre s'ulcère ou tarde à se cicatriser; les papules muqueuses de la vulve deviennent végétantes et rebelles; la fièvre, l'anémie, ont souvent une grande intensité.

La scrofule aggrave en général la vérole. La tuberculose exerce aussi une action fâcheuse, la syphilis semble, chez quelques sujets, favoriser l'invasion de la phtisie.

La syphilis acquise peut être, aux diverses périodes de son évolution, une cause de mort. Dans la période d'infection, la cachexie aiguë temporaire est parfois si profonde, quand la vérole prend un caractère malin et une marche galopante, que le malade succombe dans un état typhoïde ou est emporté par une pneumonie ou un érysipèle.

Dans les deux ou trois premières années

de la vérole, peuvent survenir, on le sait,
des maladies du foie ou des reins, quelquefois mortelles, dont les relations avec l'infection spécifique sont encore mal connues,
mais ne peuvent être niées d'une façon absolue.

Ce sont les maladies tertiaires qui sont le
plus souvent mortelles, et il faudrait encore
une fois les énumérer, pour signaler tous
les dangers qui menacent les syphilitiques.
Quelques-uns meurent dans le marasme,
défigurés par les pustules, épuisés par la
suppuration et devenus pour eux-mêmes
un objet de dégoût; d'autres sont emportés
par une hémorrhagie consécutive à l'ulcération des parois d'une artère, par un érysipèle, ou une nécrose des os du crâne;
d'autres succombent à l'asphyxie causée par
un rétrécissement de la gorge. Les maladies
du cerveau et de la moelle, celles du foie et

des reins, celles des poumons et du cœur, font aussi des victimes, durant les longues années où le poison tertiaire conserve son activité.

VII

TRAITEMENT

Les divers modes de traitement

Le mercure. — L'iodure de potassium

Conditions du traitement

Ses règles générales. — Sa durée

VII

TRAITEMENT

Les divers modes de traitement. — Le mercure. — L'iodure de potassium. — Conditions du traitement. — Ses règles générales. — Sa durée.

Le plus sûr moyen d'échapper au danger de la contagion sexuelle, est évidemment d'éviter tous rapports suspects. Quant aux précautions qu'il convient de prendre, quand on s'expose au danger, nous ne pouvons que dire qu'elles doivent inspirer peu de confiance.

Les lotions antiseptiques, astringentes et généralement quelconques que l'on peut faire immédiatement après le coït, ne suffisent pas, car il est démontré qu'un contact instantané suffit pour que l'infection ait lieu. Toute excoriation ou fissure produite pendant le coït doit être, *sur-le-champ*, cautérisée avec le nitrate d'argent ou tout autre caustique.

La vérole ne se transmet pas seulement par le coït, il faut donc être en garde contre les occasions de contagion accidentelles; il convient surtout de protéger les enfants contre ce danger.

Un enfant ne doit être jamais confié, même temporairement, à une personne inconnue, il doit être protégé contre les caresses des gens de service et de tout étranger.

Tout sujet qui, ayant contracté la vérole, se marie, s'expose à contaminer sa femme par contagion s'il est encore dans la période virulente — à procréer des enfants syphilitiques. avec le danger de la syphilis par conception pour la mère — à voir son union troublée ou prématurément brisée par le retour de la vérole tertiaire.

L'indication du traitement anti-syphilitique est fournie par la maladie même et non par la nature des accidents qui en sont l'expression ; le traitement général doit être prescrit à tous les syphilitiques, il doit chez tous être énergique et prolongé (Homolle).

Le Dr Besnier, de l'hôpital Saint-Louis, a dit :

« Dans la grande majorité des cas, la syphilis est spontanément bénigne et cède à un traitement énergique et prolongé, au point de ne pas donner d'accidents sérieux ou même pas d'accident du tout : telle est la règle 90 fois sur 100. Exceptionnellement, 10 fois sur 100 environ, la syphilis est forte, rebelle ou maligne. Dans ces circonstances, l'action du traitement suffisant ou approprié se fait encore sentir sur les accidents actuels; mais sur ces dix cas graves, il y en a deux environ qui sont absolument rebelles, malins, au vrai sens du mot; c'est alors, le plus habituellement, le sens nerveux qui est atteint. Pour en revenir au premier groupe, il survient au bout d'un nombre d'années indéterminé, lorsque la maladie, si légère qu'elle soit, n'a pas été traitée, des lésions syphilitiques graves. La plupart de ces faits s'observent chez les sujets qui ignorent leur syphilis, tant elle a été insignifiante au début. Donc je n'hésite pas à affirmer que c'est un devoir inéluctable pour le médecin de traiter ses malades avec le plus grand soin et longtemps, alors même que les débuts seraient très légers. »

Le Dr Fournier enseigne que : « Le mercure, d'une part, guérit les accidents actuels de la vérole, et, d'autre part, administré d'une façon déterminée, exerce sur l'ensemble de la diathèse, sur la maladie toute entière, une influence générale curative. Je ne donne pas le mercure pour guérir ou préserver les syphilitiques des accidents de la période secondaire, qui sont curables sans mercure et en général peu graves, mais en prévision de l'avenir. Certes le mercure ne coupe pas d'emblée à toute manifestation spécifique et n'éteint pas du coup la syphilis ; il n'empêche pas les poussées ultérieures de la maladie tendant à se produire, mais il atténue progressivement ces poussées, comme fréquence de retour et comme intensité ou gravité des manifestations. »

De ce raisonnement il s'ensuit que —

toute syphilis, même légère, réclame un traitement énergique et prolongé. — Le traitement général ne peut être cependant identique dans tous les cas, il doit être proportionné, et le degré de la gravité de la maladie, ainsi que certaines conditions individuelles, fournissent des indications secondaires qui donnent, pour chaque malade, la mesure du traitement.

Les deux médicaments anti-syphilitiques sont : le mercure et l'iodure de potassium.

On peut utiliser, pour l'administration du mercure, diverses voies d'absorption : l'estomac, lorsqu'on fait prendre le remède à l'intérieur ; la peau, par la friction et les bains ; le tissu sous-cutané, par les injections hypodermiques ; la muqueuse respiratoire, lorsqu'on a recours aux inhalations ou fumigations.

L'absorption stomacale est la plus usitée,

c'est le proto iodure de mercure qui, depuis Ricord, est le plus souvent prescrit.

Le sublimé est prescrit le plus souvent sous formes de lotions.

Dans les frictions, c'est le mercure métallique uni à la graisse ordinaire. C'est le mode de traitement le plus énergique, le plus sûr et le plus rapide ; c'est le moyen auquel on doit toujours recourir dans les maladies viscérales graves d'origine syphilitique. La dose d'onguent mercuriel double généralement indiquée est de 4 à 8 grammes.

La friction se pratique à l'aide de la paume de la main, à la face interne des cuisses, sur les mollets, au devant des aisselles, aux avant-bras, en évitant les régions très poilues.

Il est impossible de prévoir dans quelle proportion le mercure est absorbé dans les bains, aussi ne peut-on les employer comme méthode générale de traitement.

L'iodure de potassium se prescrit presque toujours en solution, la préparation est formulée d'ordinaire de façon qu'une cuillerée à soupe contienne un gramme d'iodure. La dose journalière est de 1 à 4 grammes pour un adulte.

Le docteur Mauriac donne les indications où l'iodure de potassium doit être administré :

— « Il faut, dit-il, administrer l'iodure de potassium dans les formes ulcéreuses et phagédémiques de l'accident primitif, au début des accidents secondaires, pour combattre les troubles constitutionnels et en particulier la fièvre et la céphalagie; dans les érosions des muqueuses de la peau, qui sont érosives et deviennent ulcéreuses ».

Pendant la durée de la période virulente, l'iodure doit être, en général, associé au mercure. Les deux médicaments peuvent être donnés simultanément, et la préparation la plus usitée en pareil cas est le sirop de Gibert.

Plus on s'éloigne de la période des accidents infectieux et plus les manifestations syphilitiques prennent la forme de maladies tertiaires, plus les indications de l'iodure deviennent fréquentes.

Le principal obstacle à la guérison de quelques malades doit être cherché dans de mauvaises conditions d'existence, et plusieurs citadins, dont la maladie résistait à tout traitement, ont été guéris par le grand air et le soleil.

L'alimentation doit être réparatrice et modérée, le vin ne doit pas être proscrit, mais il faut bannir tous les écarts de régime et tous les excès de table et de boisson.

Les règles du traitement anti-syphilitique
ne peuvent être que des préceptes très généraux qui doivent être suivis dans l'ensemble, mais dont l'application doit être
interprétée suivant les circonstances.

« La durée du traitement, dit le docteur
Fournier, fait plus que la dose totale du
remède absorbé; une cure prolongée donne
seule des garanties pour l'avenir. Il est
certain, d'autre part, que la continuité d'u-
sage crée l'accoutumance et diminue les
effets thérapeutiques. Aussi convient-il d'a-
dopter une méthode de traitements successifs. On prescrira, par exemple, le mercure
pendant les deux premiers mois, puis on
laissera s'écouler un intervalle d'un mois
ou six semaines avant de revenir à une nouvelle série de traitement mercuriel, qui
durera six semaines ou deux mois, les périodes de repos seront de plus en plus lon-

gues, les séries de traitements réduites à six semaines, un mois; de sorte qu'en deux années le malade aura environ dix mois de traitement et quatorze mois de repos. L'iodure sera associé ou substitué au mercure, vers la fin de la seconde année, à moins d'indications spéciales, et donné seul dans la troisième année. »

La méthode de traitements successifs sera donc adoptée comme étant celle qui donne les plus sérieuses garanties. Il faut comprendre aussi que la durée de chaque série, que l'administration plus ou moins précoce de l'iodure seront subordonnées à la nature, à la ténacité et à la gravité des accidents.

Les malades ne doivent pas ignorer le retour probable de manifestations morbides successives, et par conséquent ils doivent comprendre la nécessité d'un traitement persévérant.

Enfin, d'après le docteur Fournier, en aucun cas la durée d'un traitement anti-syphilitique ne peut être abaissée au-dessous de trois ou quatre ans, à quelque forme de la maladie qui se présente, et si bénigne même que se soit annoncée la maladie au début. « Tel est le minimum nécessaire, dit le professeur, je ne dirai pas à guérir la vérole, mais à conjurer ses manifestations dangereuses pour le présent et pour l'avenir. »

VIII

SALUBRITÉ PHYSIQUE

La vérole et la prostitution. — Les règlements
Projets divers
Les prostituées insoumises

VIII

SALUBRITÉ PHYSIQUE

La vérole et la prostitution. — Les règlements. — Projets divers. — Les prostituées insoumises

Le docteur Vibert, dans une remarquable étude sur l'hygiène publique, à propos de la syphilis, s'exprime ainsi : « Les ravages causés par la syphilis ne sont que trop connus. L'individu qui a contracté cette maladie en subit les atteintes pendant un temps très prolongé et reste exposé presque indéfiniment à des accidents graves, souvent mortels. Pendant une longue période, la syphilis se traduit chez lui par des manifestations contagieuses, et soit par ignorance,

soit par une coupable indifférence, il com-
munique souvent sa maladie à de nombreuses victimes.

Quand, après une guérison qu'il croit de
bonne foi réelle et qui trop souvent n'est
qu'apparente, le syphilitique se marie, très
fréquemment les enfants qu'il procrée meurent avant de naître, ou peu de temps après
avoir vu le jour; ceux qui survivent, quand
ils ne sont pas syphilitiques, restent singu-
lièrement prédisposés à la scrofule, ou à
une débilité constitutionnelle, qui en font
des valétudinaires, exposés à une mort précoce ou à une existence misérable et stérile.
Il est incontestablement vrai que la syphilis, par l'influence néfaste qu'elle exerce sur
la natalité et sur la vigueur des jeunes générations, est un facteur important de la
dépopulation et de l'abâtardissement de la
race. »

.....« Ses victimes sont innombrables, il résulte d'un calcul du Dr Mauriac, calcul qui ne peut être évidemment qu'approximatif et constituer qu'une simple évaluation, mais qui ne paraît pas empreint d'exagération, qu'il s'est créé annuellement dans la seule ville de Paris au moins 5,000 vérolés. Or la contagion s'effectue dans une proportion à peu près égale sans doute, sinon supérieure, dans beaucoup de grandes villes de notre pays ou de l'étranger ».

Les moyens proposés jusqu'ici pour entraver le fléau, ne sont généralement pas pratiques. De tous temps on s'est préoccupé de cette question et les résultats négatifs n'ont fait que démontrer la grandeur des obstacles auxquels on s'est heurté quand on a voulu mettre en pratique les indications fournies par la théorie.

Comme la vérole se transmet presque

toujours par le coït, il est évident que, si ceux qui, étant atteints de syphilis, s'abstenaient de rapports sexuels, cette maladie disparaîtrait presque complètement. On a donc proposé, pour obtenir cette continence des sujets vérolés, de les rendre responsables de la transmission, c'est-à-dire de les condamner à payer à la victime des dommages-intérêts et, en outre, dans certains cas, de leur infliger une peine correctionnelle.

Le Dr Després a développé cette proposition; il a pensé que l'article 1382 du Code civil pouvait être appliqué aux cas de transmission syphilitique. Cet article est ainsi conçu : — Tout fait quelconque de l'homme qui cause à autrui un dommage, oblige celui par la faute duquel il est arrivé à le réparer — ou bien de faire ajouter celui-ci : — Tout individu qui aura communiqué un mal contagieux à autrui, en connaissance

de cause, sera condamné à une peine de
deux mois à dix mois de prison, sans préjudice de dommages-intérêts pour la victime.
Tout individu qui aura communiqué, sans
le savoir, un mal contagieux, sera simplement
condamnable à dommages-intérêts au profit
de la victime. Le juge pourra toutefois or-
donner que le malade inconscient sera con-
signé dans un hôpital, d'où il ne sortira
qu'après constatation médico-légale de sa
guérison.

Cette loi serait absolument impraticable
à plusieurs points de vue. Comment s'y
prendrait le juge pour apprécier la défense
de l'accusé qui, alors même qu'il ne nierait
pas avoir eu des rapports sexuels avec sa
soi-disant victime, ne manquerait pas d'al-
léguer que celle-ci a été contaminée par un
autre que lui. Comment le juge, même en
ordonnant sur la vie, les habitudes, les rela-

tions des deux personnes en cause, l'enquête la plus minutieuse et, par suite, la plus scandaleuse, la plus impraticable, pourrait-il se prononcer sur la valeur de cette allégation?

Il est encore certain que peu de gens ne voudraient pas afficher publiquement leur vérole, comme aussi d'autres ne seraient que médiocrement d'avis d'indiquer la personne qui la leur aurait transmise.

Donc, si les rapports sexuels ne peuvent être interdits, il faudrait rechercher tout au moins à empêcher les syphilitiques de se marier. C'est pourquoi on a demandé que tout homme, avant de contracter mariage, soit tenu de produire un certificat attestant qu'il est indemne de vérole, en se bornant à dénoncer à qui de droit la syphilis du futur époux, sans aller juqu'à interdire le mariage, ce qui constituerait une atteinte à la liberté individuelle. Mais l'efficacité de ce moyen serait fort restreinte, car, quel que soit le médecin chargé de l'examen, la syphilis passerait souvent inaperçue. Il est certain qu'en bien des cas l'homme apporterait la vérole au foyer conjugal, avec l'autorisation du médecin qui l'aurait examiné.

En réalité, le meilleur moyen d'entraver le mal est celui qui consiste à vulgariser, à faciliter le traitement de la maladie, car, traiter un vérolé, ce n'est pas seulement le guérir ou du moins améliorer son état, c'est surtout diminuer la durée de la période où il est contagieux et prévenir de la sorte un certain nombre d'autres syphilis.

« Il serait nécessaire, dit le Dr Viliert, que l'hospitalisation des syphilitiques fut facilitée ; qu'ils fussent reçus non seulement dans les hôpitaux spéciaux, mais encore

dans les hôpitaux généraux, en supprimant, autant que possible, les formalités
exigées pour leur admission ; qu'ils ne
fussent pas exclus des soins donnés aux
membres des sociétés de secours mutuels,
comme cela se fait actuellement dans un
grand nombre de sociétés... En même
temps que l'extension de l'hospitalisation,
on demande la création de dispensaires
spéciaux, où les malades recevraient gratuitement les consultations et les médicaments. On permettrait ainsi à un grand
nombre de syphilitiques valides de se soigner utilement et d'échapper aux charlatans
qui les exploitent ; sans les mettre hors d'état
de transmettre leur maladie, on pourrait
espérer du moins abréger la période pendant laquelle ils sont contagieux. »

Il est certain que la source la plus fréquente de la contagion syphilitique est dans la prostitution. Des femmes qui se livrent plusieurs fois par jour au premier venu, ont toutes les chances de contracter la vérole, et, une fois qu'elles en sont atteintes, elles la transmettent fatalement à un grand nombre d'individus.

Mauriac a constaté que, sur 5,008 vénériens qu'il a interrogés à l'hôpital du Midi, 4,745 avaient été contaminés par des prostituées. Il faut noter que, parmi ces prostituées de profession, il en est un grand nombre qui sont soumises à la surveillance sanitaire et séquestrées dès que l'on constate chez elles des accidents contagieux.

Ce sont surtout les filles insoumises qui sont les plus dangereuses; ce sont celles qui, tout en changeant très fréquemment d'amants, en se livrant à une foule d'hommes payants ou non, conservent cependant une profession avouée, ou possèdent des moyens d'existence qui leur permettent de ne pas exercer la prostitution d'une façon absolument publique.

Les femmes inscrites sont visitées périodiquement, et pouvant être reconnues malades ou atteintes d'accidents syphilitiques plusieurs fois dans l'année, il y a donc moins de danger. L'influence pernicieuse des insoumises sur la santé publique peut, du reste, être mise en relief par cette observation du Dr Mauriac ; il a interrogé les hommes qu'il soignait au Midi sur la source où ils avaient puisé les maladies dont ils étaient atteints. Or, en ne tenant compte que des renseignements offrant une assez grande précision pour satisfaire un médecin aussi versé dans la connaissance de la syphilis et des maladies vénériennes, Mauriac est arrivé aux résultats suivants :

Sur 5,008 malades atteints de syphilis, de

blennorrhagies ou de chancres mous, la contagion a été opérée :

Chez 4012 par des insoumises.

Chez 733 par des inscrites.

Chez 263 par des femmes non prostituées.

En ce qui concerne la syphilis seule, sur 1633, la contagion a été opérée :

Chez 1414 par des insoumises.

Chez 219 par des inscrites.

Même en tenant compte des erreurs provenant des renseignements faux ou erronés qu'on peut supposer avoir été fournis par certains malades, la signification des chiffres ci-dessus n'en reste pas moins frappante. Ils montrent que la véritable source de la syphilis, au moins dans la classe ouvrière, celle qui fréquente les hôpitaux, se trouve dans la prostitution clandestine. Sans méconnaître les grandes difficultés qu'il y aurait à soumettre les insoumises, dont le chiffre est fort élevé, à la réglementation administrative, à les rechercher, à les surveiller, il est bon d'être fixé sur le préjudice que ces femmes causent à la santé publique.

On a invoqué contre la surveillance des prostituées le fait qu'elle inspire une fausse sécurité aux débauchés, et qu'elle augmente ainsi leur nombre, et par suite favorise, au lieu de l'enrayer, le développement de la syphilis. L'argument s'appuie sur une simple hypothèse, et il est peu probable que les appétits sexuels se laissent influencer dans une notable mesure par des considérations de ce genre ; le grand nombre des prostituées insoumises et des maladies contractées avec ces femmes est là pour en témoigner.

D'après le docteur Vibert, en présence

des ravages occasionnés par la prostitution clandestine, on ne peut que s'associer au vœu des personnes qui demandent que la surveillance soit étendue au plus grand nombre possible des personnes de cette catégorie. Malheureusement, de grandes difficultés s'opposent à la réalisation dans une large mesure de ce *desideratum*. L'administration déclare que, devant la gravité d'une inscription qui imprime à tout jamais une marque infamante à une femme, devant les protestations désespérées de celle-ci ou de sa famille, ou encore devant les répugnances ou les révoltes de l'opinion publique, les exigences de l'hygiène ne peuvent souvent être écoutées, et l'on ne saurait, en effet, blâmer la police de garder certains ménagements.

La proposition, faite plusieurs fois, de rechercher toutes les femmes qui auraient été désignées par des hommes comme les ayant contaminés, n'est applicable que dans une mesure très restreinte et est passible des mêmes objections indiquées à propos de la responsabilité en matière de transmission vénérienne morbide.

En résumé, l'hygiène publique, d'après le docteur Vibert, « n'est pas désarmée contre la syphilis, dans l'état actuel des choses, elle s'oppose déjà dans une mesure très appréciable à son extension, et il est possible d'arriver à restreindre davantage les ravages qu'occasionne le fléau.

« La surveillance et la réglementation de la prostitution sont la principale barrière à opposer à l'extension de la syphilis. La réglementation est susceptible d'améliorations, notamment au point de vue médical. Une des plus importantes consisterait à l'étendre au plus grand nombre possible de femmes qui n'ont d'autre métier que de se livrer au premier venu. On retirerait de sérieux avantages de certaines modifications introduites dans la surveillance médicale, telle que la périodicité plus fréquente et la régularité plus grande des visites, une observation plus étroite, à l'égard des femmes atteintes d'une syphilis récente, — l'établissement de consultations avec délivrance gratuite de médicaments, — l'adoucissement du régime auquel sont soumises les prostituées sequestrées.

« Il serait très utile de centraliser, sous une direction unique, tout ce qui est relatif à la surveillance sanitaire de la prostitution et à l'hygiène publique de la syphilis.

« La vulgarisation des notions relatives à la syphilis, à ses dangers prochains et éloignés, à ses divers modes de transmission, contribuerait à diminuer les ravages qu'occasionne cette maladie. »

(Voir le volume de *La Prostitution*.)

IX

LE CHANCRE SIMPLE

Son mode de contagion
Ses causes. — Son caractère. — Sa durée
Son traitement

IX

LE CHANCRE SIMPLE

Son mode de contagion. — Ses causes. — Son caractère. — Sa durée. — Son traitement

Le chancre simple ou chancre mou est une maladie spécifique, consistant en un ulcère qui secrète un pus virulent et auto-inoculable ; maladie exclusivement locale et ne déterminant jamais à sa suite aucun symptôme qui puisse être rapporté à une infection constitutionnelle.

Le Dr Fournier a remarqué que le chancre simple, commun dans la basse classe, devient de plus en plus rare, relativement au chancre infectant, à mesure que l'on s'élève dans l'échelle sociale! Il explique ce fait de la façon suivante :

« 1° Les gens du peuple, ceux qui forment le public des consultations d'hôpital, vont généralement gagner leurs chancres dans les maisons de tolérance de bas étage, maisons peuplées surtout de vieilles prostituées, syphilitiques émérites, à l'épreuve de la syphilis, et ne pouvant plus guère transmettre que le chancre simple ou la blennorrhagie, pour lesquels il n'existe, comme on le sait, ni prescription ni immunité. Dans les classes riches, au contraire, on recherche surtout les femmes qui se livrent à la prostitution clandestine. Or, ces femmes, jeunes pour le plus grand nombre, sont soumises aux visites réglementaires et sont fréquemment atteintes soit de chancres indurés, soit d'accidents secondaires contagieux.

« 2° Les prostituées de basse classe, lorsqu'elles viennent à être affectées de chancres simples, ne se traitent guère et surtout n'interrompent pas leur vie habituelle, parce qu'avant tout, il faut vivre et gagner le pain de chaque jour. Celles au contraire des classes élevées ont en général des ressources qui leur permettent de se traiter et de tenir leurs amants à l'écart pour un certain temps. Ajoutez que, d'ailleurs, elles sentent bien mieux la nécessité de se traiter pour un chancre simple, affection douloureuse, aiguë, inquiétante et non susceptible de passer inaperçue, que pour des accidents éloignés d'une maladie qu'elles croient toujours éteinte, accidents souvent légers, indolents, n'éveillant que peu ou pas l'attention et pouvant même être ignorés de bonne foi. C'est à ce titre que les filles de cet ordre sont bien plus dangereuses au point de vue de la syphilis qu'à celui du chancre simple. »

Le chancre simple dérive toujours d'une cause extérieure, accidentelle, d'un contact, d'une contagion. C'est à dire qu'il ne constitue jamais une manifestation héréditaire comme certains accidents syphilitiques. C'est par la contagion et exclusivement par elle que la maladie se transmet et se propage. —

Le chancre simple est une maladie vénérienne par excellence, car 99 fois sur 100 il dérive du coït. A ce point de vue, il diffère du chancre syphilitique, lequel, bien que très habituellement vénérien d'origine, procède cependant, pour un certain nombre de cas, de causes étrangères à l'union sexuelle. Néanmoins, le chancre simple peut dériver du simple dépôt du pus virulent sur une surface muqueuse. Tous les contacts possibles, tous les attouchements imaginables, qui peuvent transporter le virus sur un point du corps, peuvent par cela même développer un chancre en ce point.

Il est même des exemples de contagion fort curieux : un homme contracte des chancres dans des rapports avec une femme qui, examinée peu de temps après, est reconnue parfaitement saine ; mais une enquête précise apprend que cette femme, quelques heures, quelques instants avant le rapport incriminé, s'était livrée à un autre homme affecté de chancres. Il est évident que, dans ce cas, la contagion s'est transmise du premier au second sujet par l'intermédiaire de la femme, elle s'est exercée très simplement par le virus chancreux laissé comme en dépôt dans le vagin ou sur la vulve.

Ricord dit : « La condition la plus favorable à la contagion est une solution de continuité, une écorchure, une éraillure, une plaie d'origine quelconque siégeant sur les organes qui se trouvent exposés. C'est en effet sur les parties les plus susceptibles de se laisser érailler ou déchirer dans le coït, que nous voyons le chancre se développer le plus habituellement. Cela explique, par exemple, sa prédilection pour le frein, la rainure, la muqueuse du prépuce, la commissure inférieure de la vulve, etc. ».

Dans l'énormité des cas le chancre siège, pour l'un et l'autre sexe, sur les organes génitaux. Au second rang, par ordre de fréquence, se placent les chancres situés aux parties avoisinant les organes sexuels. Au troisième rang figurent les chancres de l'anus.

Le chancre simple se montre sous la forme suivante successive :

— Tendance extensive; forme arrondie de la plaie, bords abrupts taillés à pic, fond inégal, déchiqueté, recouvert d'une couche grisâtre membraneuse, suppuration virulente, susceptible de reproduire par inoculation *sur le malade* un nouvel ulcère identique à celui dont il dérive.

A la suite d'un rapport contagieux, le chancre simple se développe immédiatement. Règle presque générale, c'est peu de jours après s'être exposé à un rapprochement suspect que les malades s'aperçoivent de leur mal, et ils ne s'en apperçoivent nécessairement qu'à des symptômes qui, pour être manifestes, doivent déjà dater d'un certain temps.

L'ulcère chancreux, soustrait aux froissements extérieurs et protégé par un pansement, est à peine douloureux. Il ne détermine tout au plus qu'un léger prurit ou un peu de picotements. Il ne provoque de souffrances véritables que par le fait de contacts irritants ou par les tiraillements de l'érection. Il est très sensible au contact de certains agents médicamenteux, tels que le vin aromatique et même l'eau froide.

L'ulcération suppure assez abondamment, le pus est jaunâtre, mais moins bien lié que le pus du chancre syphilitique, il est souvent mêlé de sang, c'est le pus le plus violent; vient-il en effet à souiller les parties voisines, il ne manque guère d'y déterminer de nouveaux chancres de même nature.

La base du chancre simple est celle d'une plaie ordinaire, c'est dire qu'elle reste *souple et molle*, de là la dénomination de chancre mou.

Après avoir atteint son complet développement, le chancre simple reste un certain temps stationnaire; cette période est variable, tantôt courte, tantôt longue, mais qui n'est jamais moindre que plusieurs semaines; un travail de réparation manifeste s'établit sur la plaie et il finit par se cicatriser.

Une fois le chancre *bien cicatrisé* tout est fini, la maladie n'existe plus, elle est guérie dans la plus expresse acception du mot.

Comme l'a dit Ricord : « Le chancre simple est une affection purement locale qui borne ses effets à la région qu'elle attaque, qui n'a jamais de retentissement général, qui ne s'accompagne jamais d'accidents constitutionnels. En d'autres termes, c'est un chancre qui n'infecte pas l'économie, *c'est un chancre sans vérole.* »

Quant au traitement, voici l'avis de Ricord :

« Affection locale, le chancre simple ne réclame qu'un traitement local. Le chancre simple guérit sans le secours d'aucune médication générale. »

S'il ne réclame qu'un traitement local, celui-ci, en revanche, exige une attention particulière.

Pourquoi le chancre ne guérit-il pas comme une simple plaie? C'est que bien évidemment il est constitué par une maladie spécifique, puisant dans sa spécificité même sa cause d'entretien et sa tendance à s'étendre. Si donc on pouvait, par un moyen quelconque, détruire cette spécificité et transformer la plaie chancreuse en une plaie simple, on aurait en main la méthode par excellence du traitement du chancre. Or, cette destruction du chancre ne peut s'opérer que par deux procédés : l'*excision* ou la *cautérisation*. C'est cette dernière méthode que l'on emploie de préférence; il faut tuer le chancre sur place et lui substituer violemment une plaie simple. Mais il ne faut pas de cautérisation légère, qui effleure le chancre, il faut une cautérisation énergique et profonde, une véritable destruction.

Les attouchements au nitrate d'argent sont presque toujours inutiles; le vin aromatique, le tartrate de fer, la teinture d'iode, le perchlorure de fer, la poudre de sabine, l'alun, le calomel, etc., ces divers agents peuvent avoir leur utilité dans les pansements, mais aucun, quoiqu'on ait pu dire, n'est un modificateur spécifique de la spécificité chancreuse.

Les pommades imaginées et vulgarisées par un aveugle empirisme sont souvent dangereuses. L'onguent napolitain, notamment, constitue pour le chancre simple un irritant par excellence, c'est une cause d'inflammation et d'extension virulente; c'est même l'une des origines les plus fréquentes du phagédinisme.

Comme il est certain que la plupart des malades ne se soucient point d'avoir recours à la cautérisation, qui non seulement est douloureuse, mais qui encore laisse des traces profondes et indélébiles, il faut se contenter de soins hygiéniques sévères, afin d'éviter la propagation du chancre sur les parties voisines et attendre la résolution de l'ulcère. Le chancre disparu, tout est dit.

FIN

NOUVELLE LIBRAIRIE MÉDICALE
39, *rue de Trévise, à Paris*

Collection à 1 franc le volume

N° 17

HYGIÈNE ET RÉGÉNÉRATION

Les forces sexuelles de l'homme, leur conservation par l'hygiène. — La sécurité en amour, moyens d'y pourvoir. — Les forces affaiblies rendues sans dangers. — L'hygiène de la femme amoureuse. — Beauté du corps, conservation des seins, leur blancheur et leur fermeté; tonicité des organes génitaux. — Recettes et procédés.

N° 18

L'AVORTEMENT

Avortement naturel spontané. — Les causes acquises ou héréditaires. — Avortement accidentel. — Causes, émotions morales. — Maladies. — Ebranlements physiques. — Avortement provoqué. — Médecine légale. — Fait matériel. — Intention. — Conséquences. — Preuves. — Le produit de la conception. — Simulation. — Manœuvres abortives. — Coups, chûtes, tamponnements. — Drogues.

TABLE ANALYTIQUE

NOUVELLE LIBRAIRIE MÉDICALE
39, *rue de Trévise, à Paris*

Collection à 1 franc le volume

N° 9

Impuissance et Stérilité

L'impuissance chez l'homme, par défauts de désirs, par dégoût, par défaut d'érection complète, par défaut de conformation. — Stérilité par défaut d'éjaculation, par absence de sparmatozoïdes. — Impuissance chez la femme par vaginisme, par vice de conformation. — Stérilité occasionnelle et momentanée, absence de règles par maladies.

N° 10

L'HERMAPHRODISME

Définition et variétés. — Historique. — Les neufs sortes d'hermaphrodisme. — Malformation masculine et féminine.— Exemples.— Formation des hermaphrodites. — Les hermaphrodites devant la loi. — Mariage. — Erreur de personne. — L'état-civil des hermaphrodites. — Erreur de déclaration. — Les cas célèbres. — L'appétit sexuel chez les hermaphrodites. — L'infantilisme. — Arrêt de développement. — Le féminisme. — L'homme-femme. — La femme-homme.— Les Gynécomastes ou hommes à mamelle avec sécrétion lactée. — Types de Gynécomastes.— Arrêt du développement des testicules. — Exemples.

www.ingramcontent.com/pod-product-compliance
Lightning Source LLC
LaVergne TN
LVHW050624060726
842527LV00004B/1183